CONTRIBUTION A L'ETUDE

DE

L'ÉROSION DENTAIRE

PAR

Gaston RATTIER,
Docteur en médecine de la Faculté de Paris.

PARIS
A. PARENT, IMPRIMEUR DE LA FACULTÉ DE MEDECINE
29-31, RUE MONSIEUR-LE-PRINCE, 29-31
1879

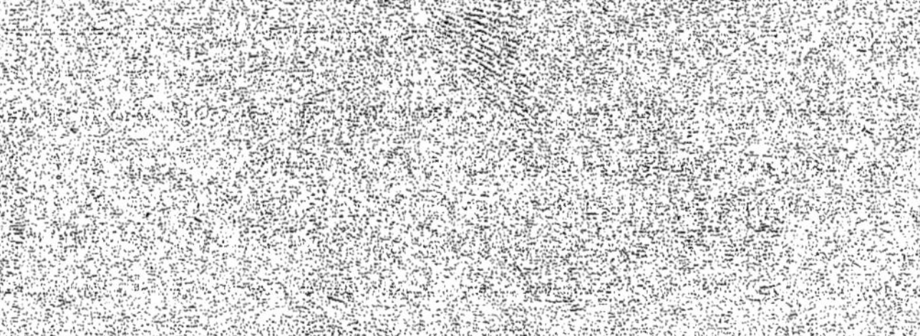

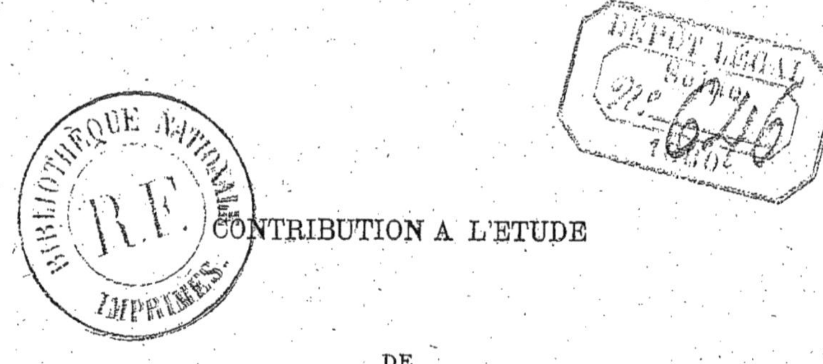

CONTRIBUTION A L'ETUDE

DE

L'ÉROSION DENTAIRE

CONTRIBUTION A L'ETUDE

DE

L'ÉROSION DENTAIRE

PAR

Gaston RATTIER,

Docteur en médecine de la Faculté de Paris.

PARIS

A. PARENT, IMPRIMEUR DE LA FACULTÉ DE MÉDECINE

29-31, RUE MONSIEUR-LE-PRINCE, 29-31

1879

CONTRIBUTION A L'ÉTUDE

DE

L'EROSION DENTAIRE

INTRODUCTION.

Dans ces dernières années, plusieurs auteurs ont étudié l'altération dentaire que l'on désigne sous le nom *d'érosion*. Etonné de ne trouver mentionnée dans ces travaux aucune indication historique, relative à cette anomalie, nous avons été curieux de rechercher si nous étions en présence d'une question nouvelle, ou simplement rajeunie. Nous avons pu bientôt nous convaincre qu'elle avait un passé qu'il serait facile de reconstituer à grands traits, malgré la réserve dans laquelle se renferment les auteurs du siècle dernier en ce qui touche aux indications bibliographiques.

De là à étudier l'érosion dans ses progrès les plus récents, il n'y avait qu'un pas et c'est ainsi que nous avons été conduit insensiblement à aborder le sujet que nous traitons aujourd'hui.

Nous avons été guidé dans notre étude par des conseils de M. le professeur Broca et par le bienveillant concours de M. Magitot, auquel nous sommes heureux d'offrir ici publiquement nos remerciement et l'assurance de notre gratitude.

Nous remercions également MM. les docteurs Combe et David de la complaisance avec laquelle ils se sont mis à notre disposition.

DIVISION DU SUJET

Dans le premier chapitre, nous traçons l'historique de l'érosion dentaire;

Dans le chapitre second, nous étudions les caractères de l'érosion, ses formes, son anatomie pathologique et son siège ;

Nous consacrerons le troisième chapitre au mécanisme de formation de l'érosion, à l'évolution du follicule et au rapport chronologique de la dentification et de l'érosion ;

Dans le quatrième, nous rechercherons à quelles maladies on doit rattacher l'érosion ;

Enfin, nous étudierons dans le cinquième et dernier chapitre les relations qui ont été signalées, entre l'érosion et quelques affections de l'œil.

CHAPITRE I.

HISTORIQUE

Dans aucun travail récent, traitant de l'érosion dentaire, nous n'avons trouvé de notions historiques sur ce sujet. Est-ce à dire que cette anomalie a été découverte dans ces dernières années? Il conviendrait dans ce cas de remonter jusqu'à son origine si peu reculée fût-elle. Mais les auteurs contemporains étaient muets sur ce point, nous nous sommes adressé aux auteurs du dix-huitième siècle et nos efforts ont été couronnés de succès.

C'est ainsi que nous trouvons dans Bunon (1), sous la dénomination d'*érosion*, quelques notions sinon très précises, du moins fort suffisantes, pour juger qu'il s'agit bien de la même altération dentaire que celle qu'on désigne encore de nos jours par ce terme. Bunon considère l'érosion comme un des effets les plus ordinaires des maladies de l'enfance, et « surtout du rachitimes, de la rougeole, de la petite vérole et du scorbut. » Mais tout cela ne lui suffit pas encore, et il prétend qu'on peut connaître laquelle de ces maladies aura

(1) Expériences et démonstrations faites à l'hôpital de la Salpêtrière et à Saint-Côme en présence de l'Académie royale de chirurgie, par Bunon, 1743.

maltraité les dents d'une personne et en quel temps de son enfance.

Le problème qu'il résout si lestement ne diffère guère de celui que nous étudions nous-même, mais l'auteur n'indique malheureusement pas sa méthode.

Bunon ne quitte ces propositions que pour se livrer à une théorie fantaisiste, qui du reste est celle de ses contemporains, et il explique l'érosion par l'hypothèse d'une humeur âcre qui s'insinue jusqu'à la couronne pour l'éroder. Il résulte de ces observations que les dents sont atteintes, par ordre de fréquence ainsi qu'il suit : les premières molaires, les incisives, supérieures et inférieures et les canines. Les autres molaires rarement altérées ferment la série qui ne tient pas compte des prémolaires.

Passant ensuite à la description des formes de l'érosion, il observe que les dents peuvent être sillonnées, piquetées, hérissées, quelquefois tout à fait dépourvues d'émail. Il indique, sans lui donner un nom, la forme en nappe ; il remarque également que l'érosion est une prédisposition à la carie.

Il n'est pas besoin de suivre plus longtemps Bunon dans ce qu'il nous transmet des connaissances de son époque. Nous avons résumé les principaux passages de cet auteur et montré qu'il avait sur ce sujet, quelques notions exactes. Cependant, il ne revendique point l'honneur d'avoir le premier signalé l'érosion, et félicite Fauchard (1), comme en ayant parlé avant lui.

Nous n'avons pu nous reporter à la première édition

(1) Fauchard, Le chirurgien dentiste.

de l'ouvrage de Fauchard, et la seconde édition, la seule que nous ayons pu consulter, est datée de 1746. Mais cette deuxième édition est elle-même fort peu explicite. On y trouve (t. I, p. 127) la description d'une altération de l'émail qui ressemble à la carie, et dans laquelle la surface intérieure devient inégale, raboteuse, presque en forme de rape.

« Je nomme cette maladie érosion de la surface émaillée ou disposition à la carie. Elle provient de ce que l'émail est usé par quelque matière rongeante. »

Le traitement qu'il indique est celui que nous trouverons chez des auteurs de son temps.

Après avoir donné le nom d'érosion à la maladie qu'il décrit, il parle en ces termes d'un auteur dont Fauchard ne cite malheureusement ni le nom, ni l'ouvrage. « Il prétend que l'érosion peut provenir de la rougeole, de la petite vérole et des fièvres malignes. Cette observation paraît fort bonne. mais cet accident n'est pas ordinaire. »

Il est difficile de s'expliquer pourquoi Fauchard crée ce nom d'érosion tout en citant un auteur qui aurait employé le même terme. Mais on peut supposer que le dit auteur s'est inspiré de la première édition de Fauchard.

Le temps auquel nous nous reportons n'est guère éloigné de celui où Jean-Louis Petit étonnait le monde savant par la publication de son fameux *traité des maladies des os*. Fauchard, après s'être répandu en éloges sur cet illustre chirurgien, s'exprime ainsi : « Il parle en habile physicien des causes prochaines du rabitis des enfants d'où s'engendre l'érosion, se renfermant pour ainsi dire dans la seule sphère de l'enfant, n'allant point chercher des sources éloignées, et attribuant seulement cette maladie aux régions, au mauvais lait, à la douleur de dents, aux vers, au changement de nourriture et à de pareilles causes toujours prochaines, qui peuvent troubler la digestion et la chylification; ce qui produit un sang mal conditionné et un vice dans la lymphe et dans les autres humeurs, et qui excite des douleurs, et par conséquent des cris, occasionne la fièvre, des insomnies, des convulsions, etc. »

Nous rencontrons, en effet, dans le tome second du traité des maladies des os, un chapitre, le dix-septième, consacré à l'étude du rachitis, mais il y est si peu question des dents que nous ne trouvons pas absolument justifiées les lignes que nous venonsde citer. J.-L. Petit écrit seulement qu'une des deux causes du rachitis doit être rapportée à « la dent, laquelle se trouve garnie de plusieurs petites pointes qui sont autant d'aiguillons, lesquels en perçant et déchirant les fibres nerveuses des gencives, causent des douleurs très vives. »

Il n'est pas facile de suivre pas à pas la trace de l'érosion en se basant sur des vestiges de descriptions et sur des allusions. On s'expose en cherchant à faire l'histoire d'une maladie, à ne plus reconstituer que celle d'un mot, et d'un mot qui peut changer de signification autant de fois qu'un nouvel auteur en aura fait usage. Nous trouvons dans les œuvres d'Ambroise Paré (1) le mot *érosion* synonyme de pourri-

(1) Ambroise Paré. Œuvres, p. 393.

ture : « L'érosion se fait par un humeur aigu et âcre, qui les corrode et pertuise, voire souvent jusqu'en leurs racines. Pour corriger cette pourriture........... afin de corriger la pourriture et érosion. »

Sans poursuivre plus avant l'histoire de l'érosion à travers les obscurités qui la couvrent, et renonçant à être plus longtemps guidé par un fil bibliographique qui se rompt à chaque instant, nous franchirons le demi-siècle qui sépare Fauchard de Mahon (1).

Que ce soit le résultat d'observations qu'il n'a pas publiées, ou une simple vue de l'esprit, Mahon semble avoir pressenti des analogies d'anatomie et de clinique dont la démonstration scientifique n'a été donnée que dans ces dernières années. En effet, il se demande dans les préliminaires si un homme ne fera pas de nouvelles découvertes, en comparant les cheveux, les yeux, les ongles, la contexture de la peau, etc.

Ce qui nous donne quelque assurance de plus dans l'interprétation des idées de Mahon, c'est que son ouvrage renferme des figures, qui bien que fort imparfaites d'ailleurs, ne peuvent guère représenter des altérations autres que l'érosion. On y trouve des incisives dont le bord libre est très irrégulier, d'autres sur lesquelles on peut compter des sillons disposés en étage. Il est vrai que Mahon emploie le mot rainure au lieu du mot sillon et qu'il donne à l'érosion des causes qu'il ne précise pas avec rigueur. Il accuse successivement le mauvais état de la nourrice, les parents malsains,

(1) Le dentiste observateur, par le citoyen Mahon, chirurgien-dentiste, an VI de la République, p. 4, 9, 10, 15, 41, 45.

un allaitement de mauvaise qualité ou encore des maladies graves qu'il ne spécifie pas. Il cite de nombreuses observations et dans une d'elle il annonce qu'il a diagnostiqué, à la vue d'une raie horizontale sur les grandes et les petites incisives de lait, une forte crise de la mère vers le quatrième mois de la grossesse. Ce jugement fut absolument confirmé par le témoignage du père. Tel est le résumé en quelques mots de la première partie de son ouvrage, dans lequel on trouve ensuite un grand nombre de cas d'érosion; mais l'auteur semble les avoir rapportés bien plus pour affirmer sa grande habileté dans le diagnostic rétrospectif des maladies qui on provoqué l'érosion que dans le but d'instruire le lecteur. La forme d'érosion en ligne pointillée ne lui avait pas échappé, car il mentionne, page 45, les petits points noirs ou jaunâtres qu'on rencontre sur les dents des enfants qui ont été atteints de rachitisme. Il veut ensuite donner de ces points une explication et il en trouve une d'une haute fantaisie : « Il se produirait pendant la période d'ossification une humeur corrosive, dont quelques parties s'échapperaient en petits globules qui, ne s'incorporant pas à l'émail, produiraient les petits points dans les endroits où ils se seraient arrêtés. » Nous le trouvons mieux avisé quand il proportionne le nombre des sillons au nombre des maladies graves qui ont atteint l'enfant et la largeur du sillon à la longueur de la maladie. Enfin pour lui la coqueluche, la petite vérole, la rougeole, les fièvres malignes, le scorbut produisent sur les dents des raies, qui sont des cessations de continuité de l'émail.

Il serait facile, à l'époque où nous arrivons, de perdre la trace de l'érosion, car on abandonne le nom consacré par l'usage pour le remplacer par celui d'atrophie qui ne nous paraît pas d'un choix heureux (1). Ce changement se fait sous l'influence de M. Duval, et ne paraît pas être le point de départ de grands progrès. il ne conduit qu'à des descriptions confuses. C'est ainsi que d'après M. Fournier (1) l'atrophie serait caractérisée tantôt par des lignes saillantes, ondulantes et transverses, tantôt par des rainures rugueuses ou des enfoncements pointillés, dans quelques cas par une disparition totale de l'émail.

Nous ne pensons pas que ce soit une heureuse idée d'avoir ajouté aux notions qui terminent cette description et qui sont justes bien qu'incomplètes, les mots de lignes saillantes qui contrastent d'une façon si étrange, avec les rainures et les enfoncements.

Au point de vue de l'étude des causes, les progrès accomplis ne sont pas considérables, et les affirmations du siècle précédent deviennent vagues et indécises. Fournier attribue l'atrophie, soit à une maladie organique développée avant la seconde dentition soit à une affection héréditaire, soit à une maladie contractée par le fœtus dans le sein de la mère, et il admet parfaitement qu'on puisse trouver cette altération sur les dents temporaires. M. Duval n'avait pas restreint ses recherches à l'étude de l'atrophie chez l'homme, il était arrivé à constituer une collection de dents érodées parmi lesquelles on dis-

(1) Fournier. Dict. en 60 vol., 1814, p. 341.

tinguait des dents de cheval, d'éléphant, et d'hippopotame.

Si maintenant, franchissant quelques années, nous arrivons jusqu'à Oudet, nous trouvons le terme d'atrophie conservé mais répondant à une altération mieux décrite et mieux étudiée. Suivant ce dernier auteur (1), l'atrophie est causée par un défaut de sécrétion et se présente sous diverses formes. Tantôt la couronne est parcourue dans son contour par un léger sillon ou une dépression circulaire en forme de gouttière, tantôt elle est gravée de petits enfoncements inégaux semblables à des pipûres. Nous trouvons aussi mentionnée la variété en nappe, bien qu'elle n'ait reçu que plus tard cette dénomination. Oudet n'ignore pas que l'érosion, peut être légère ou profonde, ou pénétre jusqu'à l'ivoire. Il la considère comme symptomatique des affections exanthématiques, telles que la variole, la rougeole, les phlegmasies de la membrane muqueuse des voies digestives, les fièvres de mauvais caractère, le rachitisme. Il indique aussi les différents sièges que la lésion peut occuper sur les dents non homologues d'un même sujet, et en conclut que ces différences peuvent servir à établir, d'une manière assez précise, l'époque à laquelle le sujet a dû être affecté de quelque maladie grave ; il établissait les données d'un problème qu'il devait être impuissant à résoudre, puisque nous ne connaissons encore aujourd'hui qu'incomplètement la chronologie de l'évolution folliculaire des dents permanentes.

(1) Oudet. Dict. en 30 vol., art. Dent.

Les ouvrages plus récents dans lesquels on étudie l'érosion n'appartiennent pas encore à l'histoire. Nous arrêterons donc ici cette partie de notre travail et si nous lui avons donné une telle importance, c'est parce que nous n'avons connaissance d'aucune publication analogue.

CHAPITRE II.

CARACTÈRES DE L'EROSION. — VARIÉTÉ. — ANATOMIE PATHOLOGIQUE. — SIÈGE.

L'érosion est caractérisée par une altération de la couronne de la dent, qui semble comme rongée sur une certaine partie de sa surface.

1° L'altération de la dent précède son éruption.

2° Elle atteint au même degré et sur le même point les dents dont l'évolution est contemporaine.

3° Elle est toujours limitée par un bord arrondi, que M. Magitot a appelé bourrelet; ce bord est constitué par l'émail qui se trouve en cet endroit sur une plus grande épaisseur.

Bien que nous ne considérions pas le mot *érosion* comme étant à l'abri de toute critique, nous continuerons cependant à nous servir d'un terme consacré par un long usage. Mais nous reprocherons à ce terme d'éveiller l'idée d'un corps qui, mécaniquement ou chimiquement, rongerait l'émail de la dent, alors que la partie absente de l'émail n'a pu être enlevée, n'ayant jamais existé. Ce mot sous-entend donc une notion fausse. De plus il prête à la confusion. puis qu'on trouve parfois sur les dents des sillons produits mécaniquement.

Ces réserves étant faites nous allons décrire les formes que peut affecter l'érosion.

Ces formes sont nombreuses, mais leur diversité paraît être surtout sous l'influence de deux éléments : les différences de siège et l'espace plus ou moins étendu occupé par la lésion. C'est ainsi que l'érosion se présentera sous différents aspects, selon qu'on l'observera entre le collet et le bord libre exclusivement, et dans ce dernier cas, selon qu'on aura affaire à une incisive, à une canine ou à une molaire.

Pour faciliter cette étude nous établirons d'abord trois divisions principales :

1° Erosion siégeant entre le bord libre et le collet ;

2° Erosion du bord libre ou de la surface triturante ;

3° Erosion mixte affectant à la fois ces deux sièges.

Dans la première division nous trouvons des altérations qui peuvent toutes se rapporter au sillon. La forme la plus légère se manifeste sous l'aspect d'une ligne finement pointillée, comme un sillon extrêmement délicat dont la continuité serait interrompue sur une infinité de points par un émail normal. Si cette interruption n'existe pas, on aperçoit alors une fine rainure qui plus large et plus profonde devient le sillon. On observe parfois plusieurs sillons superposés et on a donné aux dents ainsi altérées le nom de *dents en étages*. Il arrive aussi que l'on n'a pas seulement des sillons superposés, séparés par des anneaux d'émail normal, mais que toute une zone de la couronne est érodée; cette forme a reçu le nom d'érosion en nappe. Dans cette variété, la couche d'émail est très mince, quelquefois elle manque complètement. Quand cette forme siège au sommet, la partie altérée merge comme un petit moignon fragile qui se fracture facilement et l'érosion prend alors une forme en échancrure.

Passant ensuite à l'érosion du bord libre nous trouvons les incisives fréquemment atteintes par une échancrure qui peut être semi-circulaire ou ellipsoïde. C'est la partie médiane qui est surtout altérée et le bord festonné de la dent normale se trouve remplacé par une ligne courbe dont la convexité regarde vers le collet de la dent, et qui relie les deux extrémités du bord libre (1). Les canines sont très souvent en forme de cône tronqué, ce qui vient probablement de ce que l'extrémité libre, rendue fragile par l'érosion, s'est fracturée. Mais c'est du côté de la surface triturante des molaires que nous voyons surtout l'érosion défigurer l'aspect normal de la dent. La lésion est ordinairement multiple, et la surface triturante se trouve constituée par une série de petits mamelons, de pointes séparées par des anfractuosités plus ou moins pro-

(1) C'est l'érosion en coup d'ongle. On voit aussi sur ce bord de fines dentelures et une des figures publiées par M. Hutchinson nous en offre un fort bel exemple.

fondes qui quelquefois intéressent toute l'épaisseur de l'émail.

Il est enfin d'autres cas où l'altération, bien qu'atteignant le bord libre, remonte plus ou moins haut vers le collet, et alors nous avons affaire aux formes mixtes de notre troisième division, dans laquelle nous placerons les dents en escaliers et les dents en gâteau de miel. M. Nicati (Revue mensuelle 1879.) réserve spécialement le nom de dents en escaliers à des dents constituées par des gradins, qui vont s'amincissant de la base à l'extrémité, et qui peuvent être en deux, trois et parfois quatre étages ; chaque gradin est terminé par un bourrelet d'émail qui le limite de la portion suivante. Quant à l'expression des dents en gâteau de miel, elle a été créée par Tomes pour caractériser des dents dont la couronne était devenue presque méconnaissable, sous l'influence de l'érosion. Dans ce cas la couronne est couverte de dépressions, friable et d'une coloration brun-noirâtre.

Anatomie pathologique. — Nous avons étudié les caractères extérieurs de la dent et les malformations de l'émail ; nous ajouterons que les parties amincies de ce tissu présentent des rugosités dues à la longueur irrégulière des prismes qui constituent en ce point la couche de l'émail ; des matières étrangères se déposent entre ces aspérités, en leur communiquant une coloration généralement plus foncée que celle du reste de la dent. De plus les prismes irrégulièrement disposés forment des nodosités et des tourbillons qui se présentent sous l'aspect de plaques opaques.

Mais l'émail de la dent n'est pas seul atteint par l'érosion et si nous étudions au microscope une coupe longitudinale d'une dent affectée de plusieurs sillons superposés, nous observerons qu'aux altérations extérieures de la dent correspondent des altérations dans les couches subjacentes. On voit (Pl. fig. 6) à un grossissement d'environ 200 diamètres l'érosion de l'ivoire se manifester par la présence de globules et d'espaces interglobulaires disposés en ligne courbe et nettement séparés par des espaces d'ivoire normal. Cette dentine a été désignée par Czermak et Owen sous le nom de *dentine globulaire*. Les canalicules ne paraissent pas être déviés de leur trajet qu'ils continuent régulièrement après avoir traversé les globules ; il est vrai qu'on ne les aperçoit pas dans les espaces interglobulaires, mais ils semblent reprendre au-delà la même direction qu'ils avaient avant d'y pénétrer.

Si l'on étudie la couche globulaire au point de vue de sa disposition générale, sur la même coupe, on voit que la couche commence en pointe sur un des côtés de la couronne, se contourne de façon à rester parallèle à la surface intérieure de la dent et se termine ur l'autre côté également en pointe, de sorte que la couche altérée ressemble à une calotte. (Voir la figure que nous reproduisons d'après M. Magitot) (1).

De plus, il y a une étroite relation entre les altérations de l'émail et les couches de dentine globulaire, tant au point de vue du siège qu'à celui du nombre, et sur une érosion en étages on rencontre autant de

(1) Traité des anomalies du système dentaire chez l'homme et chez le mammifères (Pl. XVI, fig. 12.).

couches d'ivoire altéré, séparées par des intervalles d'ivoire sain, qu'il y a de sillons à l'extérieur. Quand il y a plusieurs couches globulaires, toutes ne sont pas également manifestes et les plus concentriques sont aussi les moins visibles, soit que le bulbe en effectue peu à peu la réparation, soit pour toute autre cause.

La racine a bien aussi des couches globulaires mais très effacées, et pour ce qui est du cément, on ne connaît pas de cas où il soit érodé. Il semble pourtant que l'érosion, qui n'est pas le résultat d'une cause locale ne devrait pas être exclusive à la couronne, mais il faut évidemment tenir compte des difficultés qui résultent de la situation profonde de la racine et de la couche de cément dont elle est revêtue.

L'érosion n'affecte pas indifféremment toutes les dents. D'après M. Magitot la première molaire est celle que l'érosion atteint de préférence ; viennent ensuite par ordre de fréquence les incisives inférieures et supérieures, la canine, puis les prémolaires ; enfin la deuxième molaire et la dent de sagesse qui ne sont érodées qu'exceptionnellement.

Cette coordination ne se rapporte qu'aux dents permanentes qui sont généralement considérées comme les seules sujettes à l'érosion. Telle n'est pas notre opinion, et une des observations qui terminent ce travail et que M. le Dr David a bien voulu nous communiquer, nous autorise à considérer cette altération comme pouvant atteindre les dents temporaires. Mais si ce fait n'a pas été plus souvent observé, nous pensons qu'il convient de l'attribuer à ce que l'on a moins souvent l'occasion d'observer la dentition temporaire que la dentition permanente. De plus les dents temporaires sont rapidement envahies par la carie.

CHAPITRE III

FORMATION DE L'ÉROSION. — ÉVOLUTION FOLLICULAIRE. — CHRONOLOGIE DE LA DENTIFICATION ET DE L'ÉROSION.

Comment expliquerons-nous la diminution des matériaux calcaires dans l'érosion, l'homologie des dents affectées, la simultanéité de l'érosion et de maladies affectant l'enfant pendant la période de l'évolution folliculaire? La théorie de l'humeur corrosive appartient à l'historique, et une seule hypothèse subsiste· c'est que l'érosion est une anomalie de structure produite par un trouble momentané survenu dans la nutrition du bulbe. D'après M. Magitot, sous l'influence des convulsions, et il doit en être de même pour les autres causes auxquelles on a rapporté l'érosion, il se produit un arrêt dans l'apport des éléments calcaires qui se fait dans le bulbe. Le travail de la calcification reprend ensuite, mais dans les tissus durs de la dent dont la forme est définitive, l'altération produite pendant ce temps d'arrêt n'est pas modifiée comme dans les autres tissus qui sont en état de rénovation incessante.

Mais pour nous rendre un compte exact du mécanisme de production de l'érosion, il convient de donner un court aperçu de l'évolution dentaire en général et surtout de bien étudier la période pendant laquelle cette altération peut s'effectuer.

Nous ne saurions mieux faire sur ce point que de nous inspirer des remarquables travaux de MM. Robin, Magitot (1) et Legros (2). Nous glisserons très rapidement sur la formation du follicule et sur ces premières modifications, et nous n'entrerons dans quelques développements qu'à propos de la calcification.

La première trace du follicule se manifeste par un cordon qui émane de la couche épithéliale de la muqueuse gengivale, et qui est composé à son pourtour par des éléments prismatiques de la couche de Malpighi, et au centre de cellules épithéliales polyédriques. Ce cordon se renfle à son extrémité et devient l'organe de l'émail, pendant que dans le tissu embryonnaire il se forme un petit amas celluleux qui sera le bulbe dentaire. Ces deux organes, qui se sont ainsi individuellement formés, vont à la rencontre l'un de l'autre et se pénètrent de telle sorte, que l'organe de l'émail se laisse déprimer par le bulbe auquel il constitue une sorte de capuchon, tandis qu'il se laisse lui-même entourer par des éléments émanés de la base du bulbe et qui constitueront le sac folliculaire. A ce

(1) Robin et Magitot. Journal de physiologie de Brown-Séquard, 1860-61.

(2) Ch. Legros et E. Magitot. Journal de l'anatomie et de la physiologie 1873-79.

moment le cordon épithélial se détruit pour permettre à la paroi folliculaire qui s'élève jusqu'à lui de se réunir à elle-même et de limiter ainsi un espace clos, occupé par l'organe de l'émail et par le bulbe. Le follicule est dès lors constitué.

L'organe de l'émail est d'abord constitué par une masse centrale d'épithélium polyédrique, entourée d'épithélium prismatique. Cette masse centrale, qui se transforme rapidement en cellules étoilées, ne tarde guère à être résorbée et n'est plus représentée que par une mince couche de tissu étoilé, qui a été considérée comme une membrane par plusieurs auteurs, (Raschkow, Hunter, Cuvier, Henle.) C'est à ce moment que va commencer la calcification par la formation de la première couche d'ivoire qui précède d'un ou de deux jours environ la formation de l'émail.

Le bulbe prend une forme en rapport avec la dent à laquelle il doit appartenir, il se surmonte d'autant de saillies que celle-ci aura de tubercules, et c'est par le sommet de ces saillies que débutera le travail de calcification. Les matériaux sont apportés au moyen d'un système vasculaire très riche dont le bulbe est pourvu. Ce dernier est entouré par une couche de matière amorphe transparente, que Purkinje et Raschkow ont appelé membrane préformative et dont la face interne se revêt de cellules, appelées cellules de dentine.

C'est à cette couche de cellules qu'est dévolue la fonction de produire l'ivoire. En même temps que les vaisseaux et les nerfs, apparaissent des globules ovalaires très réfringents appelés grains dentinaires et qui représentent pour MM. Robin et Magitot, qui les ont les premiers décrits, un excès dans l'apport des matériaux de la calcification, tandis qu'ils sont considérés par M. Broca comme correspondant simplement à la première période du dépôt de l'ivoire. Ces grains dentinaires pénètrent jusque dans l'épaisseur de la couche amorphe où ils se soudent, mais parfois incomplètement, et donnent lieu à de petites cavités désignées par Czermak sous le nom d'espaces interglobulaires.

Comme nous l'avons déjà vu, c'est par le sommet des saillies ou de la saillie dont le bulbe est surmonté que débute le travail de calcification. Il se forme d'abord comme un petit îlot de dentine qui recouvre peu à peu toute la saillie qui lui est subjacente et s'il y en a plusieurs, comme pour les molaires, ces petits chapeaux de dentine vont se rejoindre, puis descendre le long de la couronne, marquant leurs progrès en surface par une augmentation simultanée de leur épaisseur, due à l'addition constante de nouvelles couches calcaires.

Très peu de temps après la naissance du chapeau de dentine, l'émail vient le recouvrir; il se forme aux dépens de la couche épithéliale périphérique de l'organe de l'émail et il est dû aux cellules prismatiques qui constituent cette couche dans la partie qui regarde le bulbe et que certains auteurs ont appelée membrane de l'émail. Ces cellules sont en contiguïté avec le bulbe. Tomes (loc. cit. p. 223) pense que les cellules de l'émail se calcifient de la périphérie vers le centre, de telle sorte que la partie centrale de la cellule se calcifie plus tard que la partie externe située au même niveau. L'émail obéit, dans son accroissement en étendue comme en épaisseur, à la même loi que nous avons indiquée à propos de la formation de l'ivoire, c'est-à-dire qu'il forme un chapeau épais au point d'origine et qui va en s'amincissant vers les bords. Les prismes de l'émail sont disposés en rayons autour de l'ivoire, de sorte que, horizontaux vers le collet, ils deviennent verticaux au sommet.

Mais ce qu'il nous importe le plus de connaître et ce qui malheureusement n'est pas encore établi d'une façon précise, c'est la chronologie de la dentification. Elle a bien été faite en ce qui concerne les dents temporaires, mais pour les autres, nous en sommes encore réduit à nous contenter de repères (1). Si l'on connaissait exactement l'époque à laquelle commence la dentification, celle à laquelle elle finit et le temps qui est nécessaire à chaque dent pour se former, on serait en droit de prétendre à une précision de diagnostic dont nous sommes encore bien éloignés. Nous allons essayer toutefois de résumer des résultats acquis sur ce point, et bien qu'ils soient encore insuffisants, d'en tirer le meilleur parti possible.

La première dent permanente par laquelle débute la dentification est la première molaire dont les parties dures commencent à se former à partir du sixième mois de la grossesse. Au neuvième mois, c'est-à-dire à la naissance, le chapeau de dentine a déjà acquis une hauteur de un à deux millimètres, mais il s'accroît ensuite avec beaucoup de lenteur.

(1) Magitot. Traité des anomalies.

Les incisives, les canines et les prémolaires ne commencent à s'ossifier qu'à ce moment. Les incisives sont les premières sur lesquelles se fera le dépôt calcaire. Hunter assure que les incisives se calcifient avant les canines et celles-ci avant les bicuspidées, et d'après MM. Chantreuil et Tarnier l'ossification s'effectue dans l'ordre suivant : la première grosse molaire au neuvième mois de la vie fœtale, les incisives la première année, les canines dans la deuxième, les petites molaires dans la troisième ; à cinq ans elles sont toutes ossifiées sauf les dents de sagesse.

La deuxième molaire commence à se calcifier dans la troisième année.

Il nous manque de savoir à quelle époque se termine la calcification de chaque dent et quelles sont les alternatives d'activité ou de lenteur que subit le travail d'ossification.

On voit par l'indication de ces désidérata combien d'éléments précieux nous feront défaut quand nous voudrons établir l'époque à laquelle s'est produite l'érosion.

Mais nous avons le plus souvent une autre source de renseignements qui résulte de ce que le siège plus ou moins élevé de l'érosion est en rapport avec l'époque à laquelle elle s'est produite, car l'altération sera d'autant plus éloignée du collet, qu'elle se sera effectuée à une époque plus rapprochée du début de la calcification.

Voyons maintenant dans quelles limites il nous sera permis de fixer l'époque à laquelle remonte l'érosion.

Si les premières molaires seules sont atteintes, on

peut en conclure que l'érosion s'est effectuée dans les trois derniers mois de la grossesse, ou dans les premiers mois qui suivent la naissance, car plus tard elle eût atteint les incisives.

Si les incisives sont seules érodées ou le sont en même temps que les premières molaires, alors que les canines sont normales, sachant que celles-ci commencent à se calcifier vers la deuxième année, nous serons conduit à conclure que l'érosion remonte à la première année qui suit la naissance.

De même en voyant une érosion qui n'aurait atteint que les canines, on conclurait que l'altération s'est produite dans la deuxième année.

Nous ne pensons pas qu'il soit utile de développer plus en détail des déductions qui sont toutes contenues dans les prémisses que nous avons données.

Nous n'avons pas parlé des dents de sagesse, mais outre qu'elles paraissent être réfractaires à l'érosion, leur position reculée les rend d'un examen difficile.

CHAPITRE IV.

SÉMÉIOLOGIE DE L'ÉROSION.

Nous venons de voir comment et à quel moment de l'évolution dentaire se produit l'érosion, voyons à présent sous quelle influence elle se manifeste.

Sur ce point, les opinions sont très partagées, et de nombreuses causes ont été invoquées : la syphilis par M. Hutchinson, la rougeole ou un état constitutionnel (Tomes), l'éclampsie infantile, la méningite (Magitot), le rachitisme, la scrofule, les fièvres éruptives, l'allaitement artificiel (Castanié.)

Quant à nous, nous croyons que les convulsions des enfants sont une des causes les plus fréquentes de l'érosion. Il n'a été publié sur ce point qu'un petit nombre d'observations, et en y ajoutant celles que nous apportons nous-même, nous n'en réunissons pas une quantité suffisante pour juger définitivement cette question ; mais les cas d'érosion dans lesquels on ne peut retrouver les convulsions du début sont si rares relativement aux autres, que nous ne pouvons nous refuser à considérer ces convulsions comme la cause la plus fréquente de l'érosion.

Les auteurs qui, dans ces derniers temps, ont traité de l'érosion, n'ont point manqué de rapprocher de cette lésion une altération de l'ongle, étudiée surtout par M. Beau, et désignée depuis sous le nom de sillon de Beau. Le sillon est également produit par un trouble de nutrition, et les auteurs sont d'accord sur ce point, mais lorsqu'il s'agit de déterminer la maladie qui est la cause première des troubles de nutrition et de l'arrêt de développement, les observations se pressent nombreuses et variées pour infirmer l'influence d'une maladie unique, et l'on accuse successivement de produire le sillon unguéal l'ictère grave, la rougeole, la scarlatine, la pneumonie, l'entérite cholériforme, la dyspepsie, le rhumatisme articulaire aigu, la parotidite suppurée, etc., jusqu'à l'accouchement simple.

En présence de causes si diverses conduisant à un résultat identique, nous pensons qu'il faut s'élever à une formule plus générale et admettre que le sillon peut se produire sous une influence légère, pourvu qu'elle s'accompagne d'une invasion brusque et d'une forme fébrile.

Cependant cette formule générale ne signifie pas qu'il faille faire la part égale à tous les éléments qui lui servent de base, et en analysant, on trouvera qu'une cause, telle, par exemple, que la dyspepsie, produira beaucoup plus fréquemment que telle autre le sillon unguéal.

On s'attend peut-être, en raison du rapprochement que nous venons de faire entre le sillon de Beau et l'érosion, à nous voir appliquer à l'altération dentaire le raisonnement qui précède, mais outre que plusieurs des causes de l'érosion ci-dessus mentionnées ne nous semblent pas à l'abri de la critique, les observations qui terminent ce travail ne nous y autorisent en aucune façon.

Mais voyons si les diverses causes auxquelles les auteurs ont rattaché l'érosion sont également légitimes.

M. Hutchinson assigne à la syphilis héréditaire une érosion de forme spéciale qui serait l'échancrure et il l'attribue à une stomatite spécifique. Or, cette stomatite survient généralement de la deuxième semaine au huitième mois et on ne voit pas pourquoi les premières molaires ne seraient jamais altérées lorsque les incisives et les canines le seraient régulièrement.

Comment expliquer que l'érosion puisse atteindre les sommets à la fois des incisives médianes, des latérales et des canines? L'érosion ne devrait pas siéger au même niveau sur des dents qui se calcifient successivement (Kolliker, Magitot, Tarnier et Chantreuil).

En outre, l'érosion se rencontre chez des sujets non syphilitiques.

Nous ferons également observer que l'on rencontre l'érosion indépendamment de toute trace de rachitisme (V. obs. 1).

Les fièvres éruptives ne sont pas non plus à l'abri de toute critique, car elles atteignent rarement l'enfant dans les deux premières années qui suivent sa naissance, et cependant nous savons que les canines, qui se calcifient tout au moins dès la deuxième année, sont par ordre de fréquence rangées après les premières molaires et les incisives.

Nous ne connaissons qu'une observation tendant à confirmer l'influence de la scrofule et deux éliminant toute autre cause que l'allaitement artificiel, ce qui ne nous paraît pas suffisant pour établir un jugement définitif à cet égard.

Si nous étudions maintenant l'influence des maladies à forme convulsive et particulièrement de l'éclampsie dans la production de l'érosion, nous ne pouvons nous refuser à reconnaître que dans un grand nombre de cas il est impossible d'invoquer une autre cause ; presque toutes les observations que nous présentons nous imposent une semblable interprétation. Mais convient-il de rapporter à chaque attaque convulsive une érosion correspondante ? L'observation IV est certainement favorable à cette conclusion. Nous trouvons également une relation numérique entre les attaques d'éclampsie et les altérations des dents dans les observations III et V, mais nous remarquons en même temps que sous l'influence de la même cause, l'érosion se présente sous deux formes différentes. En effet, nous avons dans les deux cas une érosion du bord libre, en échancrure ou en dentelures, et un sillon. Comme nous savons que la calcification commence par le sommet de la dent, nous rattacherons cette altération à la première attaque, considérant le sillon comme produit ultérieurement par les attaques consécutives.

Nous pensons pouvoir conclure des observations que nous présentons (en exceptant la seconde et la dernière) que l'influence de l'éclampsie sur l'érosion n'est pas douteuse ; mais, puisque nous pouvons observer cette altération en l'absence de tout antécédent convulsif, nous nous garderons d'être exclusif et d'attribuer l'érosion à une cause unique, nous renfermant ainsi dans la réserve que les faits nous imposent. (Voir l'obs. II.)

L'observation VII, qui nous a été communiquée par M. le Dr David, nous offre, en même temps que la relation d'un fait nouveau, une cause nouvelle de l'érosion, et nous ne voyons pas comment on expliquerait l'altération des dents temporaires en ce cas si on ne la rattachait pas à l'accident survenu à la mère.

Il nous reste encore un argument en faveur des affections à forme convulsive. Il nous est fourni par les récents travaux de M. le professeur Broca sur les trépanations préhistoriques. Ayant observé sur des crâne recueillis dans les sépultures de l'époque préhistorique des dolmens des traces évidentes de trépanation pratiquée chez des enfants qui avaient pu survivre à ces mutilations, M. Broca voulut rechercher quel avait été le but poursuivi par les chirurgiens de l'âge de la pierre polie. Il communiqua en 1876, à la Société d'anthropologie, le résultat de ses recherches et il démontra que les convulsions de l'épilepsie ou de l'éclampsie étant attribuées à un malin esprit, le but de la trépanation était de permettre à ce malin esprit de quitter le crâne. M. Magitot offrit alors de justifier par l'érosion les assertions de M. Broca. On n'avait pas encore recueilli les dents des crânes trépanés, mais M. Broca, en continuant ses recherches, put bientôt constater que, sur cent deux dents, trois offraient les caractères manifestes de l'érosion en échancrure ou en sillon.

CHAPITRE V.

RELATIONS DE L'ÉROSION AVEC QUELQUES AFFECTIONS DES YEUX.

Les relations qui existent entre les maladies des yeux et les altérations dentaires ont été signalées dans beaucoup de travaux, et de nombreuses observations ont été publiées à ce sujet par MM. Hancock, Wedl, Thomas Watson, Salter, Emmeuck, etc. Mais, comme nous avons pour but de n'étudier que ce qui est relatif à l'érosion, nous nous contenterons de recueillir dans les travaux les plus récents les faits qui se rapportent à notre sujet.

Nous savons aujourd'hui que le cristallin et l'émail de la dent, ainsi du reste que les ongles et les poils, ont une origine embryogénique commune, c'est-à-dire qu'ils se développent aux dépens du même feuillet blastodermique. Or, il ne nous paraît pas sans intérêt de rapprocher ces relations embryogéniques des relations cliniques. On a en effet observé des cas d'érosion coïncidant avec des cataractes zonulaires, et dernièrement a paru sur ce sujet dans la Revue mensuelle (1) un article auquel nous ferons quelques emprunts ; malgré les divergences d'idée des auteurs qui ont écrit sur cette question, nous rechercherons s'il n'est pas possible de rattacher ces deux altérations à une même maladie de l'enfance.

Arlt est le premier qui ait indiqué une relation entre les maladies de l'enfance et la cataracte zonulaire, et, dans presque tous les cas où il a pu remonter aux antécédents, il a noté des convulsions éclamptiformes qu'il est ainsi conduit à considérer comme cause de cette variété de cataracte.

Horner constate aussi les convulsions, mais il observe en outre des signes de rachitisme, et cette mala-

(1) Nicati (W.). Revue mensuelle de médecine et de chirurgie, janvier 1879.

die devient pour lui la cause des convulsions comme de la lésion oculaire et de l'érosion.

Telle est aussi l'opinion de Davidsen ; Hutchinson admet également que les convulsions précèdent la cataracte et l'érosion, qui seraient elles-mêmes consécutives à l'administration du calomel dans les convulsions des enfants.

Si nous comparons maintenant ces diverses opinions, nous voyons qu'il est possible d'en dégager un élément commun : les convulsions de l'enfance. Ceci est le fait ; mais si l'on envisage les convulsions comme une cause occasionnelle, tandis que l'usage de préparations mercurielles ou le rachitisme seraient des causes déterminantes, nous tombons dans l'interprétation. Nous ne croyons pas toutefois que ces deux dernières hypothèses soient à l'abri de toute critique.

Examinons d'abord celle de M. Hutchinson ; elle nous paraîtrait difficile à attaquer si le traitement mercuriel et la cataracte zonulaire affectaient au point de vue de la fréquence une marche parallèle ; mais comment tiendrait-elle devant ce fait signalé par M. Nicati, que tandis que les médecins anglais administrent constamment du mercure aux enfants, les médecins de Zurich n'en ont point l'habitude au même degré ? Or, la cataracte zonulaire est particulièrement fréquente à Zurich.

Pour ce qui est du rachitisme, M. Nicati a constaté dans tous les cas de cataracte zonulaire qu'il a observés la présence de déformations osseuses ou dentaires, et rapprochant de ces faits la fréquence des convulsions dans le rachitisme, il adopte l'hypothèse soutenue par Horner, par Davidsen et par Becker.

Cette hypothèse nous paraît impuissante à expliquer les cas dans lesquels on rencontre l'érosion sans que rien ne puisse révéler des accidents antérieurs de rachitisme. Nous ne pensons pas que ces cas soient rares. On en trouvera du reste un exemple dans la première de nos observations.

Il importe encore de s'assurer que la cataracte zonulaire n'est pas congénitale. M. de Wecker s'est acquitté de ce soin, et il l'a démontré par une observation qui lui a permis de constater le développement de cette lésion chez un enfant entre 9 et 10 ans.

Pour H. Schmidt, cette variété de cataracte serait produite par un trouble de nutrition provoqué par voie réflexe dans le nerf de la cinquième paire, et l'excitation partirait des rameaux alvéolaires altérés par les troubles de nutrition dans la première enfance.

Becker s'appuie sur les relations embryogéniques des dents et du cristallin, qui se forment également aux dépens du feuillet embryonnaire externe.

Mais ce qui nous semble démontrer le mieux que les deux altérations dont nous parlons sont soumises en même temps à une même cause, c'est qu'elles n'occupent point sur le cristallin et sur la dent un point quelconque.

Elles se localisent en effet suivant une loi, qui permettra, lorsqu'elle sera établie sur un nombre suffisant d'observations, de déterminer, d'après le point de la dent altérée, le siège que la lésion occupe sur le cristallin et réciproquement. En effet, M. Nicati fait observer que lorsque la couche cataractée est située très près du centre de l'organe, il y a toujours altération de l'extrémité des dents, tandis qu'au contraire, dans des cas de cataracte très périphérique, il a vu la lésion dentaire se borner à des sillons rapprochés de la gencive et du collet de la dent.

Si nous ajoutons à cela que des observations publiées par M. Magitot, par M. Castiané, par nous-même à la fin de ce travail, nous montrent l'influence des convulsions sur la production de l'érosion dentaire, n'aurons-nous pas démontré que les deux altérations dont nous parlons sont symptomatiques de la même cause, et que cette cause est le plus ordinairement les convulsions de l'enfance ?

Mais la cataracte zonulaire n'est pas la seule affection de l'œil que l'on puisse rattacher à l'érosion, car M. Hutchinson en 1857 décrivait une sorte de kératite sous le nom de kératite hérédo-syphilitique qui s'accompagnait fort souvent d'altérations dentaires parmi lesquelles il signalait surtout l'échancrure du bord libre. C'est dans un mémoire publié en 1863 qu'il a développé cette relation oculo-dentaire. D'après cet auteur, les dents permanentes en pareil cas seraient d'une extrême petitesse et d'une coloration défectueuse, les dents incisives supérieures médianes seraient échancrées à leur bord libre.

La kératite hérédo-syphilitique et ses relations avec les altérations dentaires ont été, le 15 novembre 1871, l'objet d'une discussion soulevée par M. Panas à la Société de chirurgie.

Les avis se sont montrés très partagés. M. Panas sur quatre observations a trouvé trois fois les dents normales et une fois petites, rabougries, privées en partie de leur couronne; de plus, le mercure ne donnerait pas d'après lui de bons résultats dans le traitement de la kératite d'Hutchinson.

M. Demarquay a observé plusieurs cas bien nets de syphilis héréditaire, dans lesquels les accidents dont nous parlons n'étaient survenus qu'à la seconde dentition.

M. Giraud-Teulon, sur une dizaine d'observations, n'a trouvé la syphilis héréditaire que dans la moitié des cas.

M. Giraldès, à qui M. Hutchinson a montré ses planches et ses moulages, ne croit pas à l'influence de la syphilis en pareil cas.

De tout cela nous pensons pouvoir conclure : 1° que si l'on trouve une kératite coexistant avec une érosion dentaire, ce n'est pas par suite d'une coïncidence fortuite, car une cause unique peut seule expliquer des faits aussi étroitement liés par l'époque de leur apparition ; 2° que cette cause, qui n'est pas la syphilis, n'est du reste pas encore déterminée.

Nous allons maintenant, et sans transition, consacrer quelques lignes à sa pathologie comparée ; mais nos connaissances sur ce point sont si restreintes, que nous avons cru pouvoir sans inconvénients les placer à la fin de ce chapitre.

L'érosion n'a pas été rencontrée dans les recherches qui ont été faites sur les singes, les chiens et les chats par M. Magitot. Il est vrai que chez ces animaux la seconde dentition s'effectue à une époque très voisine de la naissance.

D'après M. Goubaux, l'érosion n'aurait jamais été

observée chez le cheval, mais on en connaît un exemple chez le bœuf. La pièce a été conservée et se trouve au musée de l'École d'Alfort. Elle appartenait à une vache Durham Hereford de deux ans et dix mois. L'érosion était profonde, horizontale, et occupait les deux pinces centrales.

Nous avons vu dans notre historique que M. Duval avait réuni des dents érodées ayant appartenu au cheval, à l'hippopotame, etc.

Observation I (extraite des registres de la clinique, service de M. le professeur Broca, salle des hommes, nº 4, avril 1877).

Renseignements donnés par le père : Les dents de lait ont été très belles. Convulsions parfois violentes et fréquemment répétées pendant les dix-huit premiers mois de la vie.

N'a pas été noué. D'ailleurs on ne trouve pas trace de rachitisme. L'enfant a marché à quatorze mois.

Tic de la face à l'âge de neuf ans dont il n'est pas encore absolument guéri. De temps en temps les muscles de la face sont agités de contractions irrégulières et involontaires. (Voir la fig. III.)

Obs. II (extraite des registres de la clinique, même service).

Ravin, âgé de 39 ans, entré le 3 avril 1877, salle des hommes, nº 29.

Renseignements sur la famille :

Le père est mort à 71 ans ; il avait toujours joui d'une bonne santé quand il fut frappé d'une attaque qui le rendit paralytique.

La mère est âgée de 70 ans et, malgré une fièvre typhoïde et une fluxion de poitrine qu'elle vient d'avoir, sa santé paraît bonne. C'est elle qui donne les détails que nous transcrivons :

1º Elle a perdu son premier enfant en nourrice, il avait près de sept mois; la cause de sa mort fut attribuée à la dentition.

2º Le second n'avait que quelques mois quand il est mort de

glumes (qu'entend dire la mère? Elle raconte qu'avant sa mort sa fille présentait de l'écume à la bouche; avait-on affaire au croup ou à une maladie convulsive ?).

3° Le troisième a succombé vers le deuxième mois à une fièvre cérébrale.

Les enfants encore en vie sont bien portants. L'aîné n'a jamais été malade.

La sœur qui vient ensuite se plaint seulement d'être nerveuse ; mais, pas plus que son aînée, elle n'a été sujette aux convulsions. Du reste ses dents n'offrent rien à noter.

Passant ensuite à son dernier enfant, qui est le malade du n° 29, la veuve Ravin raconte ce qui suit :

Jusqu'à l'âge de onze mois il est resté en nourrice, et à partir de cette époque il est resté chez une tante, mais ni celle-ci ni la nourrice n'ont déclaré qu'il ait jamais eu de convulsions. Quoique faible il a toujours été assez bien portant, jusqu'en ces derniers temps où il a commencé à s'adonner à l'alcoolisme.

Malgré ces renseignements, qui tendraient à prouver que Ravin n'a pas eu de convulsions dans son enfance, il est fort difficile d'admettre cela comme vrai, lorsqu'on examine ses dents.

Obs. III (communiquée par M. Magitot).

Mlle B. R..., âgée de 17 ans, n'a pas eu de maladie grave dans tout le cours de sa vie.

A six mois elle a eu une attaque grave d'éclampsie.

De douze à dix-huit mois plusieurs petites attaques.

On ne trouve chez elle aucun autre antécédent qui puisse expliquer l'érosion.

A l'examen des dents on trouve sur les incisives centrales supérieures un sillon profond et des dentelures à leur bord libre.

Les incisives latérales supérieures sont intactes.

Les incisives centrales inférieures et les latérales offrent la même altération que les incisives centrales supérieures. On ne voit sur les premières molaires inférieures qu'un sillon circulaire. On n'aperçoit aucune trace d'érosion sur les premières molaires supérieures.

Obs. IV (communiquée par M. Magitot)

Mlle X..., 20 ans. Elle a eu une première attaque d'éclampsie à seize mois qui a duré de seize à dix-huit heures; une seconde attaque à dix-huit mois qui a duré trois heures; enfin une troisième à trois ans qui ne s'est pas prolongée au delà de deux heures. Aucune autre maladie de l'enfance.

Les dents érodées sont les quatre premières molaires, les deux incisives médianes supérieures, les quatre incisives inférieures et les deux canines inférieures.

L'érosion affecte la forme en étages, à trois sillons superposés; les deux canines inférieures, cependant, ne montrent à leur sommet qu'un sillon unique; les canines supérieures intactes sont des dents temporaires.

Obs. V (personnelle).

M. Th. H..., âgé de 22 ans, étudiant en droit, nous offre un exemple d'érosion en échancrure siégeant au bord libre des incisives centrales supérieures. L'altération a été légèrement modifiée sous l'influence de l'usure du bord libre. On n'observe pas de sillon transversal. Les molaires supérieures n'offrent aucune altération. Sur les incisives centrales et latérales inférieures nous observons la même forme d'érosion que sur les incisives centrales supérieures; nous remarquons en outre sur les incisives centrales un léger sillon transversal. Les premières molaires inférieures sont presque complètement cariées, la couronne est en partie détruite, mais on peut voir cependant un peu au-dessus du collet un sillon peu marqué. Sur notre demande, M. Th. H... voulut bien écrire à sa mère qui avait été sa nourrice, et qui pouvait seule fournir les renseignements dont nous avions besoin. Les renseignements obtenus furent les suivants :

Jusqu'à douze mois pas de maladie aiguë. A cette époque survint une violente attaque d'éclampsie qui dura environ une heure.

A quinze mois, nouvelle attaque beaucoup moins forte; enfin, de seize à dix-huit mois plusieurs petites attaques. Pas de maladies graves jusqu'à six ans; à cette époque survient une rougeole légère à laquelle il nous paraît impossible de rattacher l'érosion.

Obs. VI (communiquée par M. le Dr Th. David).

Erosion du bord libre des deux incisives centrales supérieures et des quatre premières grosses molaires; éclampsie à l'âge de trois mois.

M. X. ., aujourd'hui âgé de 28 ans, présente une érosion bien caractérisée en un seul sillon linéaire assez large et assez profond :

1° En courbe sur les incisives centrales supérieures, distant de 2 millimètres de leur bord libre vers la partie médiane, et rejoignant les angles sur les côtés.

2° En ligne droite sur les quatre premières grosses molaires, sur l'angle même du bord libre.

Aucune autre dent n'est érodée.

M. X... est né à la campagne de parents très sains, bien portants, à l'abri de tout soupçon relatif à la syphilis.

A l'âge de six semaines, il a eu une bronchite assez intense qui a duré environ une dizaine de jours, et pendant lesquels il a eu plusieurs accès de convulsions.

La guérison complète n'a eu lieu que plus d'un mois après (janvier 1879).

Obs. VII (communiquée par M. le Dr Th. David).

Erosion des dents temporaires sur une enfant atteinte de malformation cardiaque.

Aux premiers jours de novembre 1879, on nous adresse de la Normandie une jeune enfant âgée de 5 ans et 7 mois, atteinte d'une hémiplégie droite depuis l'âge de quinze mois. Le membre inférieur a repris en partie ses fonctions; mais le bras est tout à fait impotent.

Sur ce chef nous faisons examiner la jeune malade par notre maître M. Parrot. La déformation en *spatule* des extrémités digitales, la cyanose et les signes stéthoscopiques lui font reconnaître comme cause de l'hémiplégie une malformation congénitale du cœur.

D'autre part, notre attention personnelle est appelée du côté de la bouche de l'enfant, qui a beaucoup souffert et qui se plaint encore quelquefois des dents.

Toutes les molaires temporaires sont cariées : on n'en voit plus que les racines ou quelques fragments de couronne.

Les premières grosses molaires permanentes ne sont pas encore sorties.

Les incisives et canines restantes sont aussi cariées sur leurs bords latéraux.

Mais ce qui nous frappe le plus c'est de voir que toutes ces dents sont remarquablement érodées.

Les huit incisives ont l'extrémité libre de la couronne atrophiée, amincie, rugueuse, jaunâtre, limitée par un bourrelet très net au-dessus duquel on constate encore un sillon apparent sur les incisives centrales supérieures seulement. Sur quelques-unes, cette partie atrophiée est déjà cariée, ébréchée.

Les canines sont moins frappées. Elles présentent aussi à leur pointe une partie rétrécie, sur laquelle on distingue nettement deux sillons circulaires. Sur la supérieure droite, la pointe située au-dessous du deuxième sillon manque.

La mère nous apprend que ces dents sont sorties aussi mal formées, et aussi bien les molaires que les dents de devant. L'éruption s'est faite à l'époque ordinaire.

L'enfant, qui avait toujours paru bien se porter et qui était même précoce malgré sa malformation cardiaque ignorée jusqu'à ce jour, fut prise à l'âge de quinze mois d'une maladie mal caractérisée, compliquée de délire et de convulsions qui durèrent plus de deux emaines. Elle se rétablit, mais conserva le côté droit paralysé.

Elle avait alors les quatre incisives inférieures et les deux centrales supérieures.

Depuis, à part son infirmité et une cyanose constante généralisée, elle s'est toujours bien portée.

Certes, voilà une observation qui, complétée par l'examen des dents permanentes, pourra avoir un très grand intérêt. Si en effet toutes les dents sont érodées, il convient de rattacher l'érosion à une autre cause que les convulsions dont l'influence n'a pu se faire sentir que sur les dents en voie de formation au moment où elles se sont produites ; la cause serait ici l'affection cardiaque. D'autre part, si l'érosion n'atteint que certaines dents et un siège concordant avec l'âge des convulsions, il n'y aura nul doute qu'elles ne se rattachent à celles-ci.

Mais il faut rechercher l'explication de l'érosion des dents temporaires plus loin et chez la mère.

Or, celle-ci, vers le troisième mois de sa grossesse, fit une chute et consécutivement une marche forcée de plusieurs lieues. A la suite de ces faits elle eut une petite hémorrhagie utérine, qui ne concorda pas avec l'époque habituelle de ses règles, et pendant quarante jours de violents maux de ventre. On s'attendait à la voir avorter à chaque instant. Les symptômes finirent par se dissiper et Mme X... n'éprouva plus rien pendant toute la durée de sa grossesse.

Faut-il attribuer l'érosion des dents temporaires à l'accident survenu chez la mère, au troisième mois de la grossesse?

CONCLUSIONS

I. — L'érosion dentaire n'est pas une anomalie don a découverte et la dénomination soient récentes, puisqu'on peut en reconstituer l'histoire jusqu'au commencement du dix-huitième siècle.

II. — Elle peut, sous l'influence d'une cause commune, coïncider avec des altérations du cristallin et de la cornée.

III. — Elle ne doit pas être exclusivement attribuée, dans l'état actuel de nos connaissances, à une cause unique; cependant elle nous a paru se rattacher le plus souvent aux affections à forme convulsive.

BIBLIOGRAPHIE.

BERKELEY HILL. — Monthly review of dental science, juin 1872.

BROCA. — Bulletins de la Société d'anthropologie, 1876, p. 236, 251, 426. — Revue d'anthropologie, p. 210, 1877.

BUNON. — Expériences et démonstrations faites à l'hôpital de la Salpêtrière en présence de l'Académie royale de chirurgie, 1746.

— Essai sur les maladies des dents. Paris, 1743.

CASTANIE (J.-B.-Gustave). — De l'érosion ou des altérations des dents permanentes à la suite des maladies de l'enfance. Th. de Paris, nº 384, 1874.

FAUCHARD (Pierre). — Le chirurgien dentiste, 2 vol. Paris, 1728, 2e éd. 1746.

FOURNIER. — Dict. en 60 vol., art. Dent.

HUTCHINSON. — Transact. of the pathol. Society of London, X, p. 294 287 et IX, p. 449.

MAGITOT. — Traité des anomalies du système dentaire chez l'homme et chez les mammifères.

— Progrès médical, 3 août 1878.

— Bulletins et mémoires de la Société de chirurgie, 1875, p. 139.

— Traité de la carie dentaire, 1872.

MAHON. — Le dentiste observateur. Paris, an VI.

NICATI (W.). — Revue mensuelle de méd. et de chirurgie, janvier 1879, p. 9.

OUDET. — Dict. en 30 vol., art. Dent.

TOMES. — Traité de chirurgie dentaire, traduit par le Dr Darin. Paris, 1873.

Fig.5.

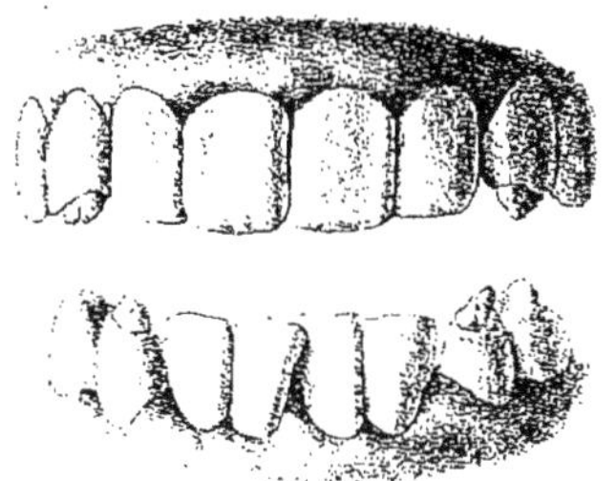

Fig.1.

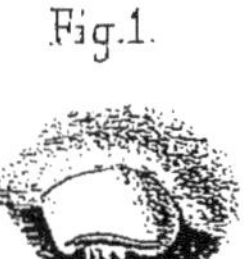

Fig.2.

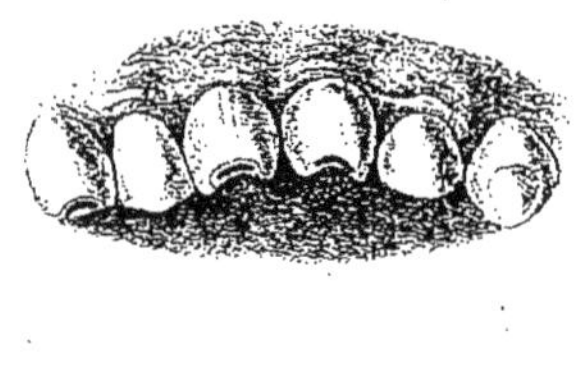

Fig.8

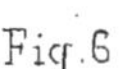

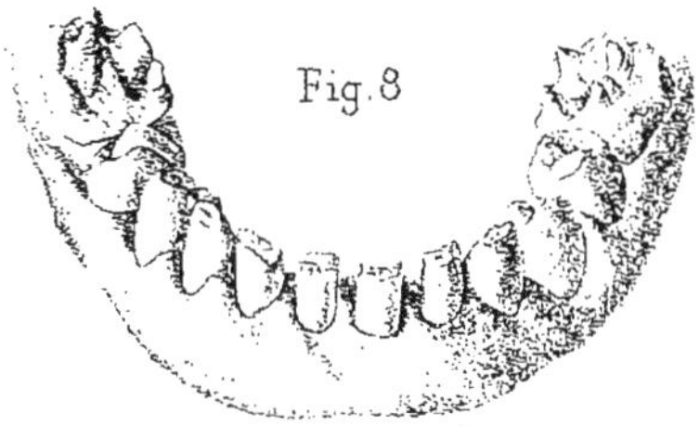

Fig.6

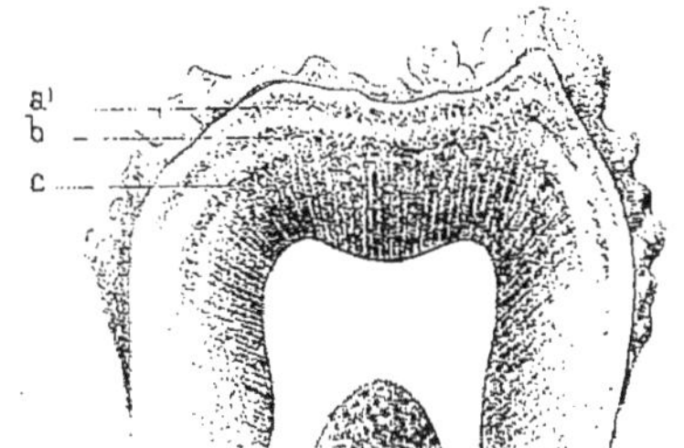

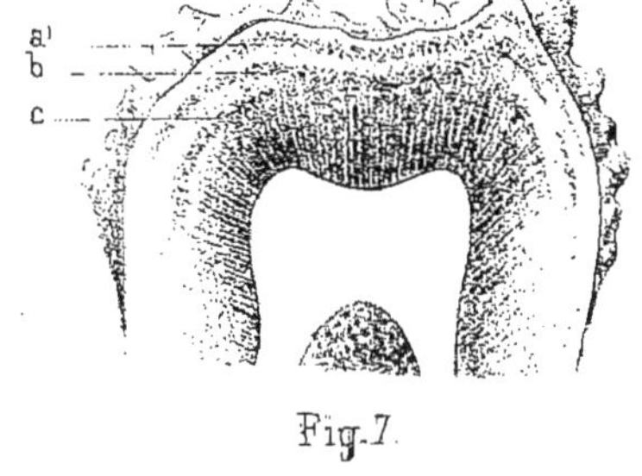

Fig.3.

Fig.7.

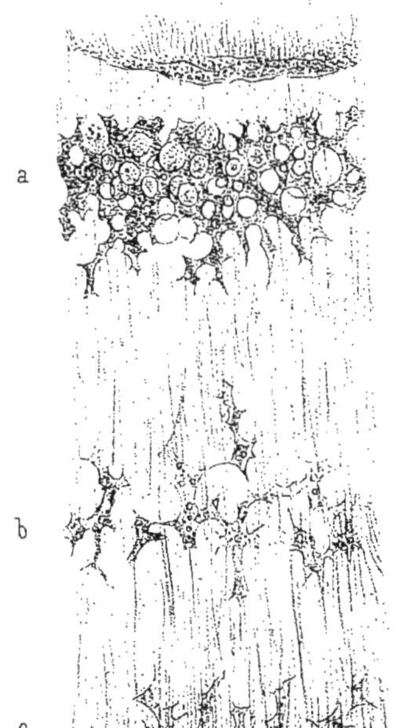

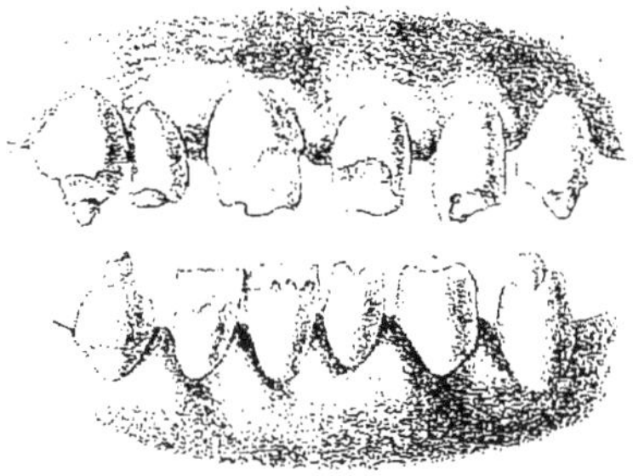

Fig.4.

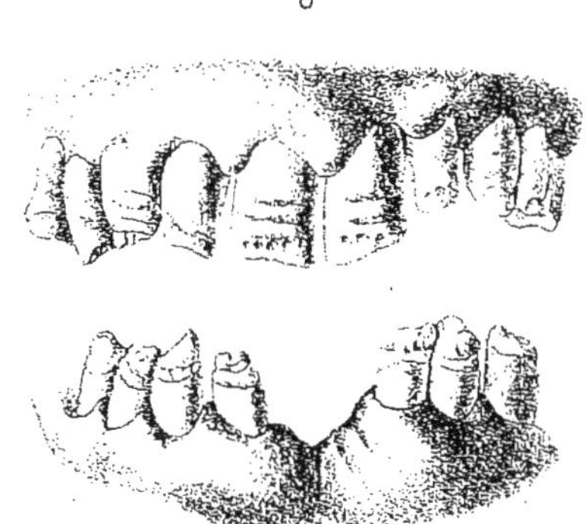

G. NICOLET DEL

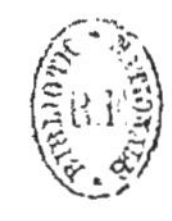

IMP. BECQUET PARIS.

EXPLICATION DE LA PLANCHE.

Figure I. — Érosion en dentelure d'une incisive centrale permanente (Hutchinson).

Figure II. — Érosion en échancrure (Hutchinson).

Figure III. — Érosion relative à l'observation I de M. Broca.

Figure IV. — Érosion en étages (moulage, collection de M. Broca.

Figure V. — Érosion des canines (moulage, collection de M. Magitot).

Figure VI. — Coupe verticale de la couronne d'une première grosse molaire inférieure, frappée d'érosion en étages. La couche d'émail est brisée et déchiquetée sur toute la surface de la couronne, altération qui répond à l'aspect sillonné transversalement et caractérisant l'érosion.

On voit en *a*, *b*, *c*, trois couches superposées de dentine globulaire correspondant aux étages extérieurs de l'émail (grossissement de 5 diam.) (Magitot).

Figure VII. — Fragment de la coupe précédente vu à un grossissement de 200 diam

a, *b*, *c*, Couches superposées de dentine globulaire (Magitot).

Figure VIII. — Érosion des molaires (moulage, collection de M. Magitot).

Paris. — A. PARENT, imp. de la Faculté de Médecine, r. M.-le-Prince, 29-31.

www.ingramcontent.com/pod-product-compliance
Ingram Content Group UK Ltd.
Pitfield, Milton Keynes, MK11 3LW, UK
UKHW020351250726
13967UKWH00005B/2229